Yasir Hamandi
Haider Mohammed Saed

Eficácia da bomba de baclofeno intratecal no tratamento da espasticidade

Yasir Hamandi
Haider Mohammed Saed

Eficácia da bomba de baclofeno intratecal no tratamento da espasticidade

ScienciaScripts

Imprint
Any brand names and product names mentioned in this book are subject to trademark, brand or patent protection and are trademarks or registered trademarks of their respective holders. The use of brand names, product names, common names, trade names, product descriptions etc. even without a particular marking in this work is in no way to be construed to mean that such names may be regarded as unrestricted in respect of trademark and brand protection legislation and could thus be used by anyone.

Cover image: www.ingimage.com

This book is a translation from the original published under ISBN 978-613-8-51123-6.

Publisher:
Sciencia Scripts
is a trademark of
Dodo Books Indian Ocean Ltd. and OmniScriptum S.R.L publishing group

120 High Road, East Finchley, London, N2 9ED, United Kingdom
Str. Armeneasca 28/1, office 1, Chisinau MD-2012, Republic of Moldova, Europe
Printed at: see last page
ISBN: 978-620-8-20822-6

Conteúdo:

Lista de abreviaturas

AS	Ashworth Scale
CP	Cerebral Palsy
CSF	Cerebrospinal Fluid
GMFCS	Gross Motor Function Classification System
ITB	Intrathecal Baclofen
MS	Multiple Sclerosis
SCI	Spinal Cord Injury

Resumo:

Antecedentes:

A bomba intratecal de baclofeno foi utilizada pela primeira vez em 1985 para o tratamento da lesão da medula espinal. É uma técnica em que uma dose muito baixa de baclofeno é administrada no espaço intratecal através de um cateter ligado a uma bomba programável e implantável.

Objetivo:

O estudo visa determinar a eficácia da bomba de baclofeno no tratamento da espasticidade e avaliar os múltiplos factores que podem interferir com a eficácia da bomba de baclofeno e quais os doentes que obtêm o máximo benefício.

Doentes e métodos:

Foi efectuado um estudo prospetivo de fevereiro de 2016 a fevereiro de 2017 no hospital universitário AL-Kadhimia e no hospital geral Ibn-Sina. Dois grupos de pacientes foram coletados, incluindo (Paralisia Cerebral 12 pacientes, Lesão da Medula Espinhal 8 pacientes). Escala de Ashworth, classificação de potência muscular e pontuação do sistema de classificação funcional motora grossa foram utilizados para avaliação de resultados.

Resultado:

Foram analisados vinte casos com queixas de espasticidade, 75% dos quais eram do sexo masculino, com um rácio de homens e mulheres de 3:1. 60% dos casos queixavam-se de Paralisia Cerebral, enquanto os restantes se queixavam de Lesão da Medula Espinal como etiologia da espasticidade, em 75% a espasticidade afecta os quatro membros, enquanto em 25% a espasticidade afecta ambos os membros inferiores.

De acordo com a causa da espasticidade e a melhoria obtida com a colocação da bomba de baclofeno, os doentes com LME apresentam melhorias na escala de Ashworth (pontuações 2 e 3), enquanto os doentes com PC apresentam melhorias na escala de Ashworth (pontuações 1, 2 e 3). Os doentes apresentam melhorias na escala de Ashworth (pontuações 1, 2 e 3).

De acordo com as pontuações de melhoria da escala de Ashworth após baclofeno nos membros superiores e inferiores, verificou-se que a melhoria nos membros inferiores foi superior à dos membros superiores.

Conclusão:

Os doentes com espasticidade causada por lesão da medula espinal têm uma melhor resposta e requerem uma dose mais baixa de baclofeno do que os doentes com paralisia cerebral; a espasticidade dos membros inferiores responde melhor à bomba de baclofeno do que a dos membros superiores. Doses mais elevadas de baclofeno ajustadas pela bomba podem causar a deterioração do grau de potência motora, enquanto doses mais baixas que melhoram a espasticidade podem melhorar o grau de potência motora e a função motora grossa. A inserção do cateter intrateacal mais superiormente pode aumentar a resposta e reduzir a espasticidade nos membros superiores.

PALAVRAS-CHAVE: Bomba intratecal de baclofeno, espasticidade, escala de Ashworth, lesão da espinal medula e paralisia cerebral.

Objetivo do estudo:

1 Avaliar a eficácia da bomba de baclofeno no tratamento da espasticidade.

2 Avaliar os múltiplos factores que podem interferir com a eficácia da bomba de baclofeno e quais os doentes que obtêm o máximo benefício.

CAPÍTULO 1

INTRODUÇÃO

1.1) *DEFINIÇÕES DE ESPASTICIDADE:*

A espasticidade é definida como um aumento dependente da velocidade dos reflexos tónicos de estiramento com movimentos exagerados devido à hiperexcitabilidade dos reflexos de estiramento[1] . É um fenómeno bem conhecido, observado em doentes de todas as idades com uma vasta gama de perturbações neurológicas centrais[2] . As alterações do controlo motor observadas após uma lesão de um neurónio motor superior que controla o movimento esquelético voluntário. A espasticidade pode ser uma caraterística de um único insulto traumático ou de condições neurológicas crónicas[3] . Alguns exemplos de patologia do neurónio motor superior incluem lesão da medula espinal (LM), paralisia cerebral, acidente vascular cerebral, esclerose lateral amiotrófica e esclerose múltipla (EM). As alterações observadas na espasticidade manifestam-se frequentemente como aumento do tónus, espasmos e/ou clonus[4] . Todos os casos de espasticidade podem ser subdivididos em espasticidade espinal ou cerebral[5] . A espasticidade espinal resulta da remoção ou destruição do controlo supra-espinal e leva a um aumento da excitabilidade dos neurónios motores, enquanto a espasticidade cerebral resulta da perda da inibição descendente .[6]

1.2) *FISIOPATOLOGIA:*

A espasticidade é geralmente acompanhada de paresia e de outros sinais, como o aumento dos reflexos de estiramento, coletivamente designados por síndrome do neurónio motor superior, que resulta de lesões das vias motoras descendentes a nível cortical, do tronco cerebral ou da medula espinal. Quando a lesão é aguda, o tónus muscular é flácido com hiporreflexia antes do aparecimento da espasticidade. O intervalo entre a lesão e o aparecimento da espasticidade varia de dias a meses, de acordo com o nível da lesão. A base fisiopatológica da espasticidade é incompletamente compreendida. As alterações no tónus muscular resultam provavelmente de alterações no equilíbrio das entradas do reticuloespinal e de outras vias descendentes para os circuitos motores e interneuronais da medula espinal e da ausência de um sistema corticoespinal intacto. Pode ser observada a perda de entradas tónicas ou fásicas descendentes excitatórias e inibitórias para o aparelho motor espinal, alterações no equilíbrio segmentar do controlo excitatório e inibitório, supersensibilidade da desnervação e brotamento neuronal. Uma vez estabelecida a espasticidade, o músculo cronicamente encurtado pode desenvolver alterações físicas, tais como encurtamento e contratura, que contribuem ainda mais para a atrofia muscular .[7]

1.3) *Doenças associadas à espasticidade:*

A espasticidade é uma perturbação motora caracterizada por músculos tensos ou rígidos que podem interferir com os movimentos musculares voluntários e constitui um problema para muitos doentes com esclerose múltipla (EM), lesão da espinal medula (LM), paralisia cerebral (PC) e lesão cerebral adquirida[8] . O aumento do tónus e o espasmo reduzem a mobilidade e a independência e interferem com as actividades da vida diária, a continência e os padrões de sono. A espasticidade pode também estar associada a dor ou desconforto significativos (por exemplo, devido a uma má adaptação a aparelhos, calçado ou cadeiras de rodas), rutura da pele, contraturas, distúrbios do sono e dificuldade nas transferências.

1.3.1) *Esclerose múltipla:*

A esclerose múltipla é uma doença inflamatória que resulta na perda de mielina no SNC, com perda axonal secundária. Isto leva ao desenvolvimento de placas no cérebro e na medula espinal. A etiologia é desconhecida, no entanto, existe a hipótese de a EM ser o resultado de uma resposta autoimune. O padrão clínico é variável em termos de gravidade e é imprevisível[9] . As pessoas com EM desenvolvem uma série de sintomas, incluindo fadiga, dificuldades de memória e de atenção, problemas intestinais e urinários, fraqueza, dor e aumento da rigidez muscular (aumento do tónus ou espasticidade). Aproximadamente um terço dos doentes com EM necessitará de ajuda para andar ou será dependente nos 15 anos seguintes ao diagnóstico9.

1.3.2) Lesão da espinal medula/Lesão cerebral adquirida:

A lesão da medula espinal ocorre na sequência de acidentes de viação, violência, quedas, acidentes de mergulho e lesões relacionadas com o trabalho ou o desporto. Aproximadamente 55% dos doentes com LME sofrem de paraplegia (perda de movimentos e de sensibilidade na parte inferior do corpo) e 44% de quadriplegia (perda de movimentos e de sensibilidade nos braços e nas pernas). A espasticidade desenvolve-se em 67% dos doentes no prazo de um ano após a lesão; 37% recebem medicação anti-espástica e 11% não respondem ao tratamento[9,10] . Sampson estimou que cerca de 5% a 10% dos doentes com LME necessitarão de sistemas de administração intratecal de medicamentos para tratar a espasticidade excessiva9.

1.3.3) Paralisia Cerebral:

A PC é uma perturbação motora que surge antes dos 3 anos de idade devido a lesões não progressivas no cérebro. A paralisia cerebral ocorre em 2-3/1000 crianças9. A PC é uma doença heterogénea, mas 80-90% dos casos apresentam espasticidade, que normalmente afecta pelo menos um membro inferior[11] . A tetraplegia (perda de movimento e de sensibilidade em ambos os braços e pernas) representa aproximadamente 7% dos casos de PC. Os doentes com PC diplégica (perda de movimento e de sensibilidade nos membros correspondentes de ambos os lados do corpo) representam 44% dos casos de PC e são normalmente capazes de andar com ajuda9 . Esta situação deve-se a um aumento do desfasamento entre o peso e a força, bem como ao desenvolvimento de contracturas musculares em resultado da espasticidade. A cirurgia ortopédica é necessária para as contracturas para alongar o músculo nos tendões e, cada vez mais, todos os músculos são operados em conjunto9.

1.4) Sistemas de pontuação clínica para avaliar a espasticidade:

O sistema de pontuação clínica validado e comummente utilizado para avaliar a espasticidade inclui a escala de Ashworth (Quadro 1)[12] , GMFCS (Quadro 2) e a classificação da potência muscular (Quadro 3).

1.4.1) Escala de Ashworth :[12]

Grade	Degree of Muscle Tone
1	No increase in tone
2	Slight increase in tone, giving a "catch" when affected part is moved in flexion or extension
3	More marked increase in tone, but affected part easily flexed
4	Considerable increase in tone; passive movement difficult
5	Affected part rigid in flexion or extension

__1.4.2) A função motora grossa das crianças e jovens com paralisia cerebral pode ser classificada em 5 níveis diferentes, utilizando uma ferramenta denominada Sistema de Classificação da Função Motora Grossa[13] : (tabela.2)__

GMFCS Level I
Children walk at home, school, outdoors and in the community. They can climb stairs without the use of a railing. Children perform gross motor skills such as running and jumping, but speed, balance and coordination are limited.
GMFCS Level II
Children walk in most settings and climb stairs holding onto a railing. They may experience difficulty walking long distances and balancing on uneven terrain, inclines, in crowded areas or confined spaces.
Children may walk with physical assistance, a handheld mobility device or used wheeled mobility over long distances. Children have only minimal ability to perform gross motor skills such as running and jumping.
GMFCS Level III
Children walk using a hand-held mobility device in most indoor settings. They may climb stairs holding onto a railing with supervision or assistance. Children use wheeled mobility when traveling long distances and may self-propel for shorter distances.
GMFCS Level IV
Children use methods of mobility that require physical assistance or powered mobility in most settings. They may walk for short distances at home with physical assistance or use powered mobility or a body support walker when positioned. At school, outdoors and in the community children are transported in a manual wheelchair or use powered mobility.

GMFCS Level V	
Children are transported in a manual wheelchair in all settings. Children are limited in their ability to maintain antigravity head and trunk postures and control leg and arm movements	

1.4.3)*Classificação da potência muscular[14] :(tabela.4)*

Grade 0	complete paralysis
Grade 1	flicker of contraction present
Grade 2	active movement with gravity eliminated
Grade 3	Active movement against gravity
Grade 4	Active movement against gravity and some resistance described as poor, fair, moderate strength.
Grade 5	Normal power.

1.5) Objectivos do tratamento da espasticidade:

Os objectivos do tratamento devem ser os seguintes :[15]

1. Melhorar a função - mobilidade, destreza.

2. Alívio dos sintomas - dor - encurtamento muscular, dor nos tendões, efeitos posturais - Diminuição dos espasmos.

3. Diminuir a carga de cuidados - cuidados e higiene, posicionamento, vestuário.

4. Otimizar as respostas dos serviços - para evitar tratamentos desnecessários, facilitar outras terapias e atrasar/prevenir a cirurgia.

1.6) *Tratamento da espasticidade*:

1.6.1) Fisioterapia:

Os doentes e os prestadores de cuidados são ensinados a evitar determinadas posturas e estímulos nocivos ou externos que promovam ou exacerbem a espasticidade8. Os alongamentos regulares são importantes para evitar contraturas e manter a amplitude de movimentos. Podem ser utilizadas braçadeiras para manter um membro espástico numa postura que iniba os reflexos e evitar contraturas8.

1.6.2) Agentes orais:

1. Medicamentos de ação central:

A. Baclofeno: é considerado o tratamento de primeira linha para a espasticidade, especialmente em adultos com LME3. Actua pré e pós-sinapticamente como um agonista do ácido gama aminobutílico (GABA) B ao nível da coluna vertebral[16] . E liga-se aos seus receptores, levando à hiperpolarização da membrana. Isto limita o influxo de cálcio, o que subsequentemente (1) limita a libertação de neurotransmissores excitatórios endógenos e (2) inibe os reflexos espinais mono e polissinápticos2[,1] 7. O baclofeno oral não é recomendado para doentes idosos devido à sonolência excessiva[18] . A interrupção do tratamento com baclofeno tem sido associada a hipertermia, convulsões e alteração do estado mental .[19]

8. Agonistas alfa-2:

1. A clonidina é um agonista alfa-2 que inibe a transmissão sensorial aferente excessiva abaixo do nível da lesão, diminuindo a espasticidade .[20]

2. A tizanidina tem sido frequentemente utilizada em conjunto com outros medicamentos orais, como o baclofeno, para efeitos aditivos .[17]

C. Anticonvulsivantes:

1. Benzodiazepinas:

O diazepam, uma benzodiazepina, actua pós-sinapticamente nos receptores GABA$_A$, deprimindo a ação do SNC. Juntamente com o clonazepam, outra benzodiazepina, o diazepam induz uma sedação significativa[21] . Devido a esta sedação, um benefício potencial é a redução da espasticidade nocturna, permitindo um sono sem interrupções. O diazepam tem tendência a atuar principalmente nas refexes flexoras6.

2. Gabapentina:

A gabapentina é geralmente administrada como adjuvante no tratamento da espasticidade .[20]

3. Fármacos de ação periférica:

a. Dantroleno de sódio :

O dantrolene é o único medicamento antiespasticidade oral aprovado pela Food and Drug Administration dos EUA que actua perifericamente. É frequentemente utilizado no domínio da anestesiologia para reverter a hipertermia maligna após a administração da anestesia. Como medicamento antiespástico, actua nos próprios músculos, desacoplando a excitação e a contração através da inibição da libertação de cálcio no retículo sarcoplasmático .[22]

1.6.3) Tratamentos de intervenção

1. Injeção de Toxina Botulínica

A toxina botulínica, vulgarmente designada por Botox (um dos seus nomes comerciais), é produzida pela bactéria *Clostridium botulinum* e foi originalmente utilizada para tratar o estrabismo[23] . Atualmente, é o tratamento mais utilizado

para a espasticidade focal3,[2] 4.

2. Injeção de fenol/álcool

Concentrações de fenol que variam de 3-7% ou concentrações de álcool que variam de 50-100% são utilizadas para reduzir a espasticidade através de neurólise química. Estas concentrações elevadas são essencialmente injectadas por via perineural para destruir irreversivelmente o nervo que causa a espasticidade 3[17,,2 4].

1.6.4) Intervenção cirúrgica

1. Rizotomia dorsal selectiva):

A rizotomia dorsal selectiva dos nervos lombossacrais é um procedimento neurocirúrgico concebido por Fasano et al. em 1978 para tratar a espasticidade nas extremidades inferiores de crianças com PC .[25]

2. BOMBA DE BACLOFENO INTRATECAL:

O ITB foi utilizado pela primeira vez em 1985 para lesões da medula espinal[26] .é uma técnica em que uma dose muito baixa de baclofeno é administrada no espaço intratecal através de um cateter ligado a uma bomba programável e implantável .[27,28]

1.7) Instrumentação

O sistema SynchromedInfusionII® da Medtronic é utilizado para tratar a espasticidade com ITB contínuo em crianças com PC. Os componentes do sistema são uma bomba alimentada por bateria, implantada cirurgicamente, ligada a um cateter de silicone intratecal radiopaco e flexível. A dosagem do fármaco e o modo de administração (por exemplo, bolus ou contínuo) são ajustados às necessidades individuais com um programador externo que utiliza telemetria de radiofrequência (Figura 1-1). Estão disponíveis dois tamanhos de bomba, ambos com o diâmetro aproximado de um disco de hóquei; no entanto, as bombas diferem no volume do reservatório do fármaco (20 ou 40 ml) (Figura 1-2). A bomba com reservatório de 20 ml é mais fina e tem menor deslocamento de volume em comparação com a bomba de 40 ml, tornando-a mais adequada para pacientes menores e mais magros[29] . (Figura 1-3). O cateter está disponível em modelos de 1 ou 2 peças que são fornecidos com agulhas espinhais, fios-guia e os dispositivos de ancoragem apropriados (Figura 1-4) (A) e (B)

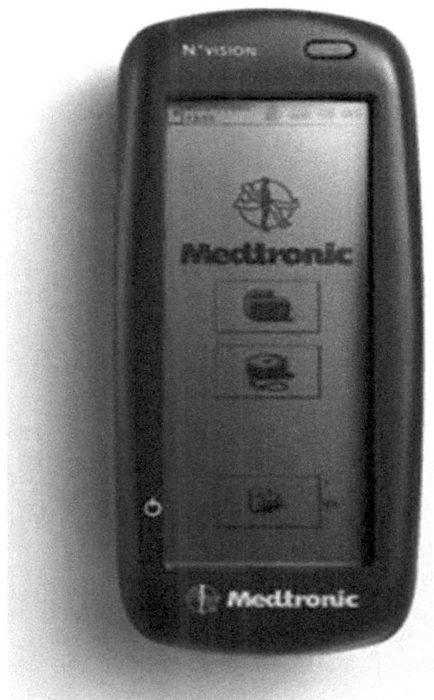

FIGURA 1-1

O programador 8840 N'Vision utiliza um ecrã tátil para a introdução de dados e telemetria para a programação de doses de medicamentos e taxas de infusão[29] . (Spasticity Diagnosis and Management)

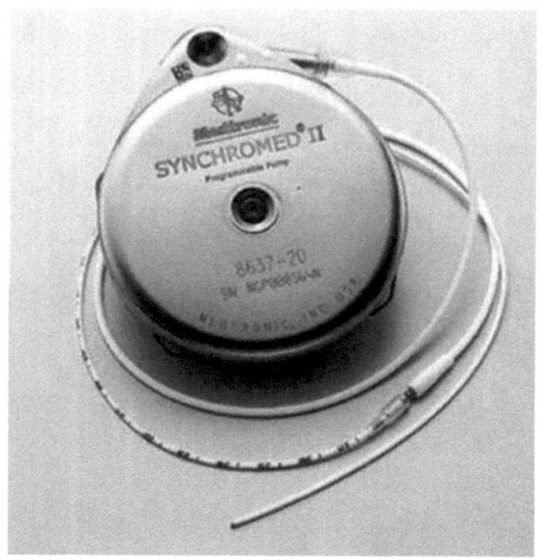

FIGURA1-2

Uma bomba SynchroMed II mostrando a porta de acesso ao cateter e a porta de enchimento do reservatório [29].(Spasticity Diagnosis And Management.).

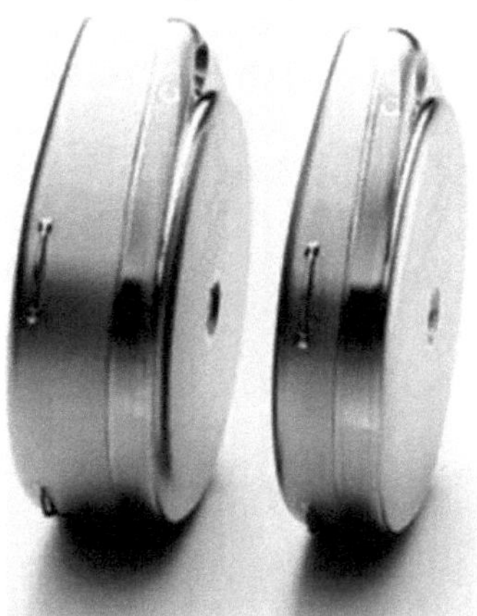

FIGURA1-3

Uma vista lateral das 2 bombas SynchroMed II, demonstrando a diferença na sua largura para acomodar 20 ou 40 ml de fármaco[29] . (Spasticity Diagnosis and Management.)

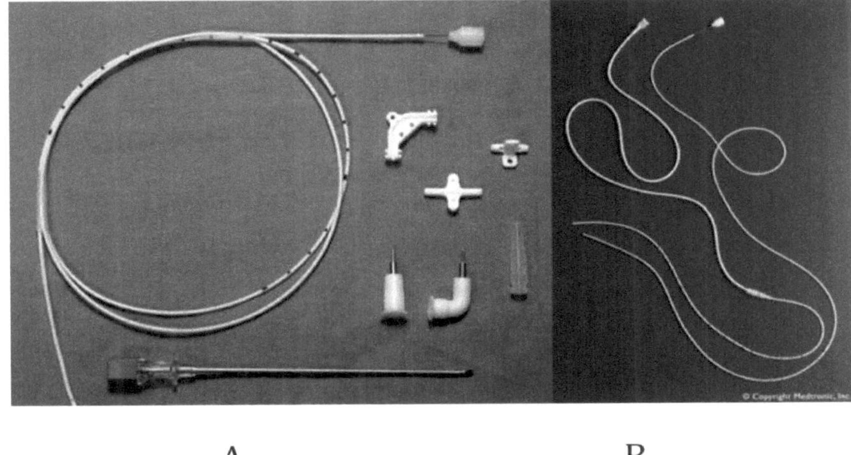

A   B

Figura 1-4 Foram desenvolvidos **vários** cateteres de silicone para utilização com o sistema de infusão SynchroMed. Os cateteres estão disponíveis nas configurações de 1 peça (A) e 2 peças (B)[29] . (Spasticity Diagnosis andManagement).

<u>1.8)</u> *Critérios de seleção para a bomba de baclofeno :*[30]

1 . A terapêutica com bomba de baclofeno intratecal está indicada para a espasticidade clinicamente grave e crónica (3 ou mais na escala de Ashworth).

2 . As candidaturas a ITB devem ter sido submetidas a ensaios adequados de medicamentos antiespasticidade orais. Os insucessos são caracterizados por um alívio ineficaz da espasticidade e dos espasmos, ou pela incapacidade de tolerar os medicamentos devido aos efeitos secundários .[31]

3 . A terapêutica com baclofeno intratecal pode ser iniciada em qualquer altura da evolução do doente.

4 A presença de uma infeção sistémica constitui uma contraindicação para a colocação da bomba, aumentando o risco de complicações cirúrgicas

5 Uma história de reação alérgica ao baclofeno oral constitui também uma contraindicação direta à terapêutica com BIT.

6 A presença de dispositivos implantáveis, como pacemakers cardíacos e estimuladores da coluna vertebral, são contra-indicações para a terapia com ITB.

1.9) *Ensaio de rastreio*[32 ,33] \

Antes da implantação de uma bomba, os doentes têm de responder favoravelmente a um ensaio de rastreio de BIT através da administração de 50 mcg de baclofeno por via intratecal através de uma punção lombar ou cateter O início da ação do fármaco ocorre dentro de 30-60 min e dura 4-8 h. Deve ser discutido com o doente que o bolus de baclofeno pode causar fraqueza muscular transitória. Antes da administração, é determinada uma pontuação na escala de Ashworth para os abdutores da anca, flexores da anca, flexores do joelho e dorsiflexores do tornozelo, bilateralmente. É calculada uma pontuação média de Ashworth somando estas pontuações e dividindo pelo número de músculos avaliados. Estas pontuações são reavaliadas às 1, 2, 4 e 8 h. Uma resposta positiva é definida como uma diminuição de 2 pontos na pontuação média de Ashworth. Se a dose de 50mcg for ineficaz, o bólus de teste é repetido a 75 ou 100mcg em dias sucessivos. Se o doente responder favoravelmente, a bomba é implantada. Se não houver resposta a uma dose de teste de 100 mcg, a bomba não deve ser implantada e devem ser considerados tratamentos alternativos.

1.10) *IMPLANTAÇÃO DE BOMBA :*[34]
A implantação de rotina de uma bomba e cateter ITB é realizada com o paciente sob

anestesia geral e na posição de decúbito lateral. A lateralidade da bolsa abdominal é uma questão de escolha do cirurgião e do paciente, mas na maioria das vezes é utilizado o lado direito. Pode ser utilizado um fluoroscópio de arco em C para confirmar a localização. Uma pequena incisão é planeada sobre um espaço lombar inferior, embora se tenha o cuidado de realizar a punção lombar ligeiramente fora da linha média para evitar que o cateter atravesse o ligamento interespinhoso. Atualmente, o único cateter disponível com o sistema de bomba SynchroMed é o cateter Ascenda (Medtronic). Deve-se ter cuidado, pois esse cateter é difícil de visualizar radiograficamente depois que o fio-guia é removido. A colocação subaracnóidea pode ser confirmada pelo refluxo do LCR através do cateter. Normalmente, o cateter é posicionado na região médio-torácica. A bolsa abdominal é criada em seguida, e o cateter é tunelizado até a bolsa. A localização da bolsa é tipicamente subcutânea ou subfascial. A localização subfascial é frequentemente utilizada em doentes mais pequenos e em doentes com antecedentes de infeção, mas alguns doentes com bolsas subfasciais têm-se queixado de aumento da dor com as recargas à medida que envelhecem (Figura 1-5)

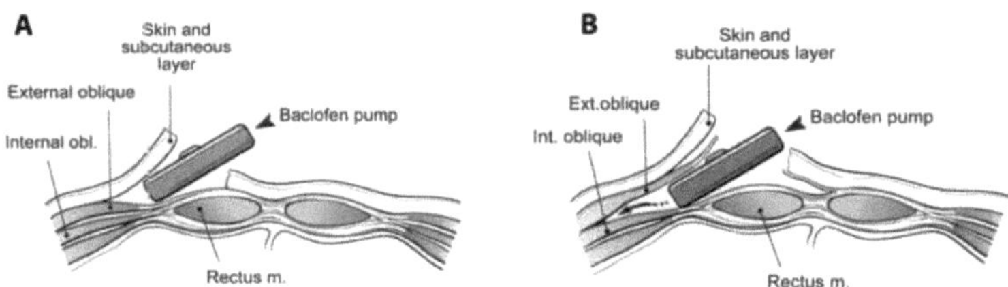

A bomba pode ser colocada sob a pele (A) ou sob a fáscia. (B)[34] .(Spasticity Diagnosis And Management).

1.11) _{DOSE35}:

Se a dose de ensaio produzir um benefício clínico de 6-8 horas, a dose diária inicial de tratamento é calculada como:

A dose total administrada durante 24 horas = o dobro da dose experimental mais eficaz.

Se a pessoa tiver um efeito positivo durante mais de 8 horas, a dose diária inicial de tratamento é calculada como:

A dose diária inicial total durante 24 horas = a dose experimental mais eficaz. Se o objetivo for preservar a capacidade de marcha de um indivíduo, pode ser iniciada uma dose mais cautelosa, por exemplo, a dose diária de tratamento não deve exceder a dose experimental mais eficaz.

1.12) *COMPLICAÇÕES DA MESMAB:*

1. Infeção:

Os riscos de infeção são semelhantes aos que envolvem outros implantes com componentes metálicos ou tubos de cateteres de plástico. preparação da pele e técnica cirúrgica, o cirurgião também tem de ter em conta que o doente típico com PC que é candidato à implantação de uma bomba também é frequentemente relativamente desnutrido e tem pouco peso (é desejável um peso pré-operatório mínimo de 15 kg) e o exame físico deve confirmar que existe espaço suficiente na parede abdominal para acomodar uma bomba entre a margem costal e a espinha ilíaca antero-superior. As infecções da bomba ocorrem em cerca de 5% a 10% dos casos .[36,37]

As infecções manifestam-se no prazo de 1 a 2 meses após a cirurgia com bomba. Os doentes podem apresentar febre, eritema ou drenagem da ferida e meningite. O diagnóstico de infeção da bomba é estabelecido a partir dos resultados da cultura do LCR obtido da porta lateral. As dores de cabeça e as náuseas, que são frequentemente um sinal de fuga de LCR, podem ser tratadas com intervenções padrão .[37]

2. Complicação do cateter:

As complicações dos cateteres manifestam-se normalmente de forma mais tardia do que as infecções. Os cateteres podem deslocar-se, fraturar-se completamente ou desenvolver microfracturas. O deslocamento agudo e a fratura não são difíceis de reconhecer: o doente apresenta-se completamente retraído, com tónus aumentado, prurido intenso e até atividade convulsiva .[38]

3. *Dose excessiva de baclofeno*:

Doze por cento dos doentes desenvolveram efeitos secundários relacionados com o medicamento. Estes incluíam sonolência, tonturas, convulsões, depressão respiratória e coma[39] . A fisostigmina tem sido advogada para reverter a fraqueza muscular e a insuficiência respiratória, mas não é eficaz em todos os casos .[39,40]

4. *retirada do baclofeno*

Sintomas de abstinência ligeiros: regresso da espasticidade e rigidez, taquicardia, piloerecção e prurido. Sintomas de abstinência mais significativos: convulsões e alucinações. Sintomas de abstinência graves: aumento do rebote, espasticidade, rigidez, febre, PA lábil e redução do nível de consciência. Se não for tratada, a síndrome grave pode progredir ac longo de 2472 horas para rabdomiólise (com creatina quinase (CK) e transaminase elevadas), insuficiência hepática e renal, DIC e, ocasionalmente, morte .[41]

CAPÍTULO 2

Doentes e métodos:

Foi efectuado um estudo prospetivo de fevereiro de 2016 a fevereiro de 2017 no hospital universitário AL-Kadhimia e no hospital geral Ibn-Sina. O estudo incluiu 20 doentes (16 do sexo masculino e 4 do sexo feminino) e uma faixa etária de 4 a 60 anos (média = 17,8). Foram recolhidos dois grupos de doentes (12 doentes com paralisia cerebral e 8 doentes com lesão da medula espinal). Todos os doentes foram acompanhados no hospital após a implantação cirúrgica da bomba ITB, após a alta e aquando do reabastecimento da bomba ITB.

2.1) Critérios de seleção:

Paralisia Cerebral e LME Os doentes têm espasticidade (AS $\geq$ 3) principalmente nos membros inferiores com os seguintes critérios:

1) Intolerância ao efeito secundário do baclofeno.

2) Refractários ao Baclofeno oral.

3) Pontuação do Sistema de Classificação Funcional Motora Grossa $\geq$ 3 em pacientes com PC.

2.2) Dados estudados:

1. Escala de Ashworth dos membros superiores e inferiores em doentes com PC e LM.

2. Grau de potência dos membros superiores e inferiores em doentes com lesão da espinal medula.

3. Pontuação do sistema de classificação funcional motora grossa em pacientes com paralisia cerebral.

2.3) Ensaio de despistagem:

Todos os doentes do estudo responderam à dose em bolus de Baclofeno 50 mcg por via intratecal (lombarpunctura) antes da implantação da bomba.

2.4) Implantação de ITB:

Todos os pacientes foram submetidos à anestesia geral com decúbito lateral, foi feita uma pequena incisão no nível L3-L4 e, em seguida, inserido o cateter por via intratecal aproximadamente acima do nível T10-T11 (20 cm do cateter no saco tecal), incisão no lado direito da região para umbilical, A maioria dos pacientes recebeu 50 mcg/dia como dose contínua e aumentou a dose em 10% - 20% de cada vez até obter uma resposta satisfatória. A bomba é recarregada por via percutânea, dependendo da dose de baclofeno administrada.

2.5) Avaliação dos resultados:

A escala de Ashworth (melhoria ≥2 pontuações principalmente nos membros inferiores), a escala de graduação da potência muscular em pacientes com LME e a pontuação do Sistema de Classificação Funcional Motora Grossa em pacientes com PC, foram utilizadas para avaliação de resultados.

CAPÍTULO 3

RESULTADOS:

3.1) Os casos de espasticidade selecionados foram os que se queixavam de Paralisia Cerebral e de Lesão da Medula Espinal, como se mostra na figura (3-1).

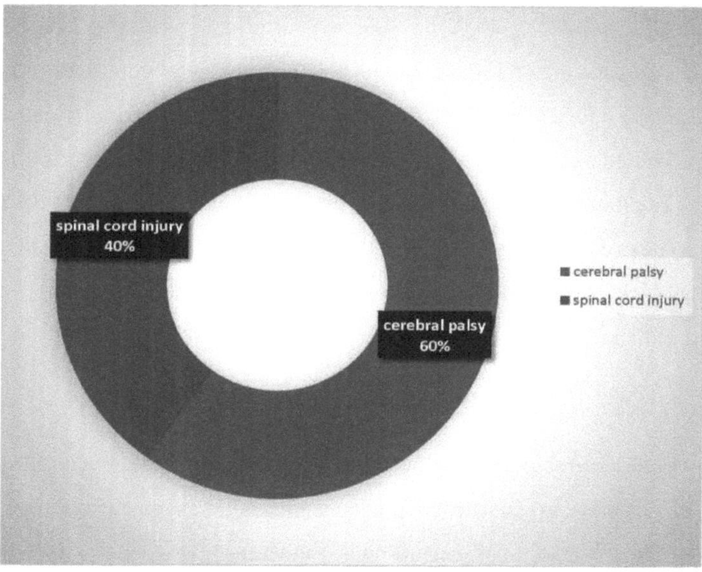

A figura (3-1) mostra a etiologia dos casos selecionados para a administração de baclofeno.

3.2) De acordo com a causa da espasticidade e com a melhoria obtida com a colocação da bomba de baclofeno, os doentes com LME apresentam uma melhoria da EA (pontuações 2 e 3), enquanto os doentes com PC apresentam uma melhoria da EA (pontuações 1, 2 e 3), como se mostra na figura (3-2), e uma melhoria da EA nos doentes com PC e LME antes e depois do ITB, como se mostra na tabela (3-1)

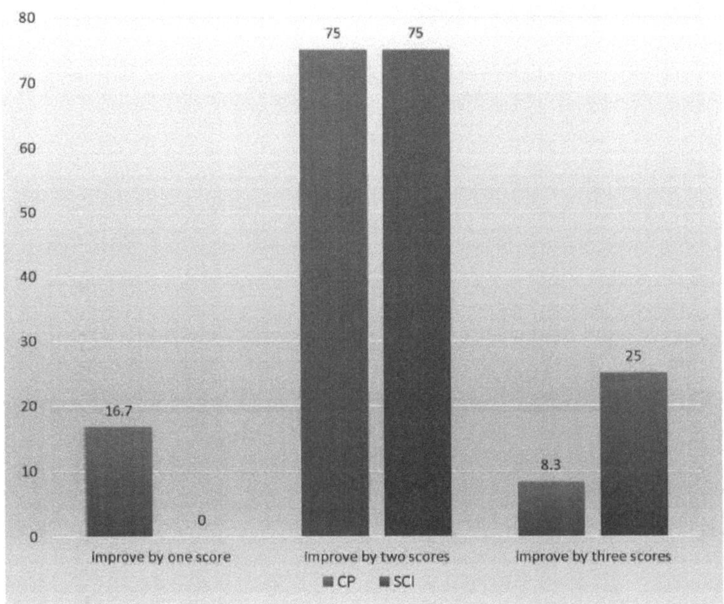

A figura (3-2) mostra a percentagem de melhoria de acordo com os resultados da escala deashworth em doentes com paralisia cerebral e lesão da espinal medula após a administração de baclofeno.

A tabela (3-1) mostra a melhoria da escala de Ashworth em doentes com PC e LME antes e depois do ITB.

AS pre ITB	GRADE 1	GRADE 2	GRADE 3	GRADE 4	GRADE 5	TOTAL NO.
CP				5	7	12
SCI				3	5	8
AS post ITB	GRADE 1	GRADE 2	GRADE 3	GRADE 4	GRADE 5	TOTAL NO.
CP		5	6	1		12
SCI		5	3			8

3.3) De acordo com as pontuações de melhoria na escala de Ashworths após o baclofeno nos membros superiores e inferiores, verificou-se que a melhoria nos membros inferiores era de grau mais elevado do que nos membros superiores, como mostra a figura (33).

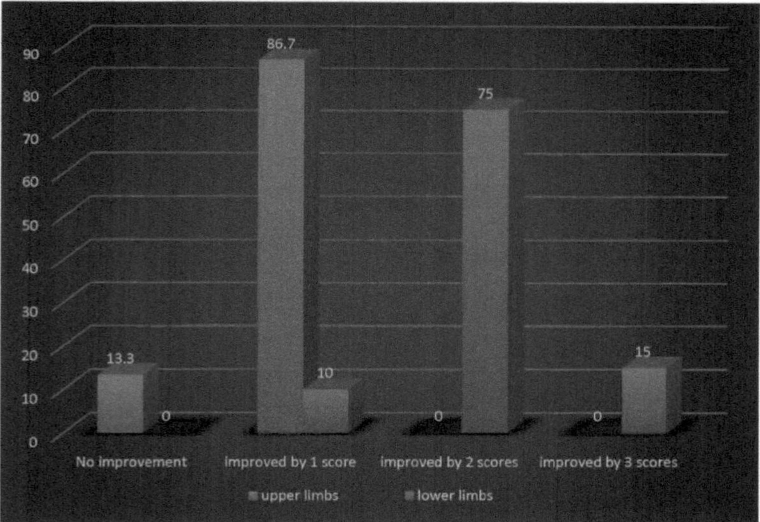

A figura (3-3) mostra os resultados da melhoria da pontuação de Aschworth nos membros superiores e inferiores.

3.4) De acordo com a melhoria do grau de potência motora em doentes com lesão da medula espinal na dose final correspondente de baclofeno, verificou-se que houve uma melhoria de uma pontuação no grau de potência motora em dois doentes com a dose final de 50 mcg, e não houve melhoria em 3 doentes com 50 mcg, 1 doente com 75 mcg e 1 doente com 100 mcg de baclofeno, enquanto um doente piorou uma pontuação com 125 mcg de baclofeno, como se mostra na figura (3-4).

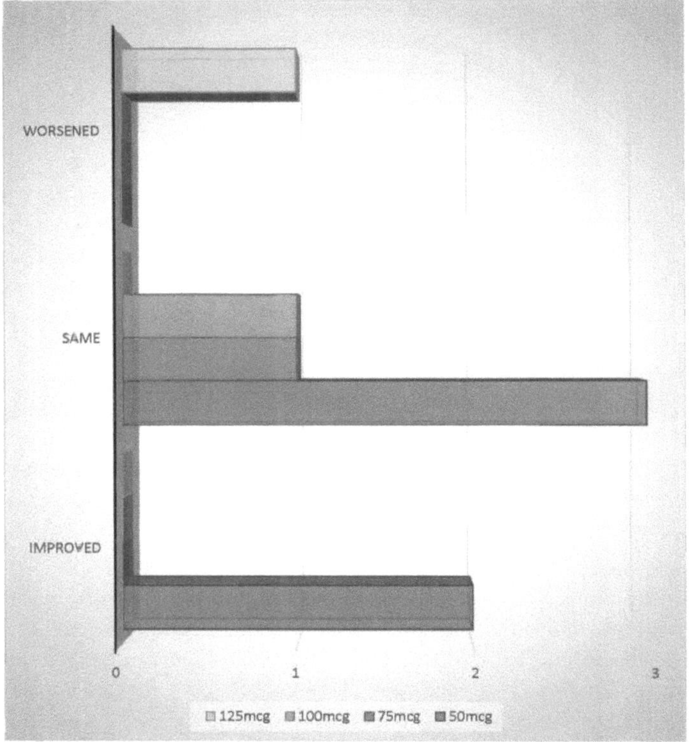

A figura (3-4) mostra a melhoria do grau de potência motora com a dose correspondente de baclofeno.

3.5) De acordo com a melhoria da função motora grossa em doentes com paralisia cerebral após a administração de baclofeno, verificou-se uma melhoria de uma pontuação em 75% dos doentes com dose variável de baclofeno, como se mostra na figura (3-5).

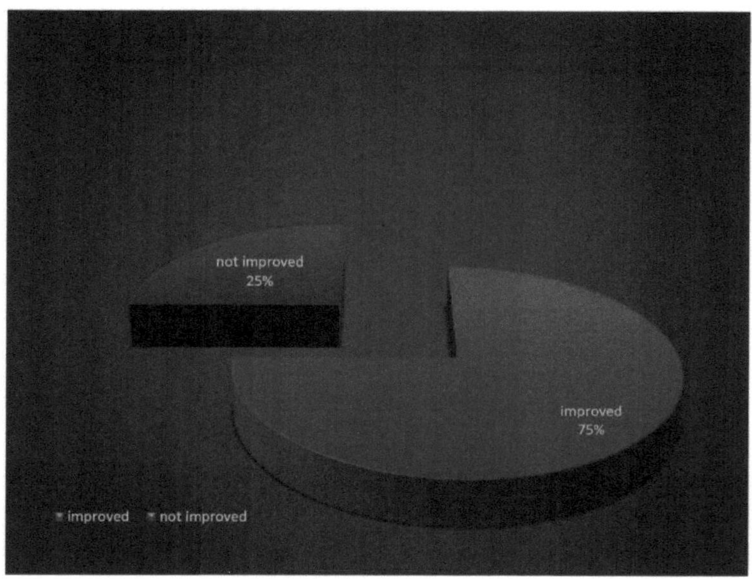

A figura (3-5) mostra a melhoria da motricidade grossa em doentes com paralisia cerebral após a administração de baclofeno.

3.6) De acordo com a dose final de baclofeno necessária para obter uma melhoria na pontuação de Aschworth em doentes com espasticidade, verificou-se que os doentes com lesão da medula espinal apresentavam melhorias com níveis mais baixos de dosagem de baclofeno (50-150) mcg, enquanto os doentes com paralisia cerebral apresentavam melhorias com níveis mais elevados (50-200) mcg, como se mostra na figura (3-6).

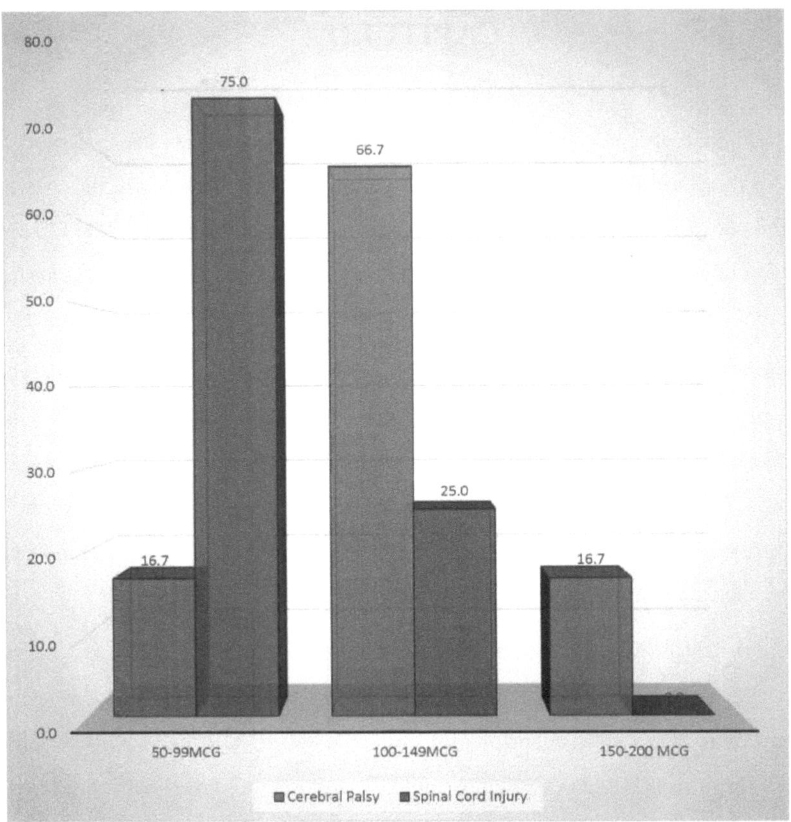

A figura (3-6) mostra a percentagem de doentes com paralisia cerebral e lesão da espinal-medula que obtêm melhorias de acordo com a dose final de baclofeno.

CAPÍTULO 4

DISCUSSÃO:

A espasticidade é uma perturbação motora caracterizada por músculos tensos ou rígidos que podem interferir com os movimentos musculares voluntários e constitui um problema para muitos doentes com lesão da espinal medula (LM) e paralisia cerebral (PC). Interfere com as actividades da vida diária, a continência e os padrões de sono. A espasticidade pode também estar associada a dor ou desconforto significativos.

Neste estudo, tentámos avaliar a eficácia da bomba de baclofeno na espasticidade e os factores que influenciam a taxa de sucesso. Neste estudo, foram estudados 20 casos (12 doentes com PC e 8 doentes com ICS) com queixas de espasticidade, o sexo masculino representou 75% dos casos, com um rácio de homens/mulheres de 3:1, o grupo etário variou entre os 4 e os 60 anos, com o pico no grupo etário dos 10-19 anos, representando 40% dos casos, enquanto noutro estudo, o rácio foi de 1,5:1 .[43]

Sessenta por cento dos casos queixam-se de paralisia cerebral enquanto os restantes se queixam de lesão medular (40%) como etiologia da espasticidade, em 75% a espasticidade afecta os quatro membros (quadriplegia) enquanto em 25% a espasticidade afecta os membros inferiores (diplegia), enquanto noutros estudos a lesão medular representou 33% enquanto a paralisia cerebral representou 8%[42] ,50% SCI e 50% CP[43] , diplegia espástica 22% e quadriplegia 61% .[44]

As pontuações de melhoria da espasticidade pós-bomba de baclofeno em doentes com paralisia cerebral foram: uma pontuação em (16%), duas pontuações em (75%) e três pontuações em (9%) na escala de Ashworths, enquanto a melhoria da espasticidade em doentes com lesão da espinal medula foi: duas pontuações em (75%) e três pontuações em (25%) na escala de Ashworth, noutro estudo a melhoria em doentes com PC é inferior à dos doentes com LME .[45]

Também neste estudo verificámos que a espasticidade dos membros inferiores melhorou em: uma pontuação em (10%), duas pontuações em (75%) e três pontuações (15%) na escala de Aschworth, enquanto a dos membros superiores melhorou em: uma pontuação em (86,7%) e (13,3%) dos doentes não apresentaram qualquer melhoria na escala de Aschworth para a espasticidade dos membros superiores. Noutro estudo, verificou-se que a melhoria dos membros superiores é inferior à dos membros inferiores[43,44] , 80% melhoraram na escala de Aschworth dos membros inferiores de uma pontuação na escala de Aschworth .[46]

A melhoria dos membros superiores é inferior à dos membros inferiores, o que pode dever-se ao baixo nível do cateter que foi inserido por via intratecal aproximadamente ao nível de T10-T11.

O grau de potência muscular em pacientes com LME quando a dose50mcg: dois pacientes melhoraram em uma pontuação e três pacientes permanecem no mesmo grau, em 75mcg e 100mcg: não houve alteração no grau de potência para um paciente para cada dose, enquanto um paciente piorou por diminuição de uma pontuação na escala de classificação de potência muscularquando a dose final de baclofeno atingiu (125mcg) e precisa de redução da dose de baclofeno, Joe I. Ordia, M.D.tem três pacientes (SCI) no seu estudo que reduziram a dose de baclofeno devido à fraqueza muscular .[47]

Em doentes com paralisia cerebral, a função motora grosseira foi avaliada após a administração de baclofeno e verificámos que 75% dos doentes melhoraram a sua função motora grosseira em uma pontuação, enquanto 25% não registaram qualquer melhoria após a administração de baclofeno, enquanto em GersztenPC , a função motora grosseira melhorou em uma pontuação em 37% e não registou qualquer melhoria em 50% e piorou em 12% .[48]

As complicações registadas em 3 doentes (15%) relacionadas com o ITB foram dois doentes com recolha de LCR nas costas, ambos crianças e ambos curados.Esta complicação pode resultar da elevada pressão do LCR e da agulha de tohey com poros largos, que pode aumentar o risco de coleção de LCR. Um doente adulto do sexo masculino com PC tem deiscência da ferida da incisão abdominal, foi feito o desbridamento e a ressutura, o doente foi mantido com antibiótico e a cicatrização foi completa,mas neste doente o baclofeno foi substituído por morfina porque sofre de dores fortes devido a um cancro do cólon secundário, todos os doentes apresentaram melhorias na pontuação de Ashworth, a taxa de morbilidade foi de 0% noutros estudos, as complicações incluíam (sintomas de abstinência, mau posicionamento da bomba, infeção e problemas com o cateter), as complicações gerais representam 15%[49] . Noutro estudo representaram 20%46 .[6]

A dose final de baclofeno intratecal ajustada na bomba de baclofeno foi controlada de acordo com a melhoria observada na escala de Ashworth nos membros inferiores dos doentes: (16,7% dos doentes com PC e 75% dos doentes com LM necessitam de (50-99)mcg), (66,7% dos doentes com PC e 25% dos doentes com LM necessitam de (100-149)mcg) e (16.7% dos doentes com PC necessitam de (150-200)mcg), de acordo com A. Leland Albright, foram necessárias doses mais elevadas (170-300)mcg para obter melhorias na escala de Ashworth em doentes com paralisia cerebral[50] . E em Wang ZM, o estudo apresenta um intervalo de doses (120-250)mcg46 .[6]

CAPÍTULO 5

Conclusão:

1) A bomba de baclofeno é um bom método para o tratamento da espasticidade.

2) Os doentes com espasticidade causada por lesão da medula espinal têm uma melhor resposta e requerem uma dose mais baixa de baclofeno do que os doentes com paralisia cerebral.

3) A espasticidade dos membros inferiores tem melhor resposta à bomba de baclofeno do que a dos membros superiores.

4) Doses mais altas de baclofeno ajustadas pela bomba podem causar deterioração do grau de potência muscular, enquanto doses mais baixas que melhoram a espasticidade podem melhorar o grau de potência muscular e a função motora grossa.

5) A desvantagem mais importante observada foi a indisponibilidade da recarga de baclofeno nos nossos institutos e nos sectores privados, o que é de facto muito dispendioso e constitui um encargo para a família.

CAPÍTULO 6

Recomendações:

1)Inserção de cateter intrateacal mais superiormente que pode aumentar a resposta e reduzir a espasticidade nos membros superiores.

2) O dispositivo de alarme que indica o esgotamento do medicamento deve ser programado antes do tempo para evitar os sintomas de abstinência que podem ocorrer, porque o baclofeno é caro e não está sempre disponível.

3) Se a propriedade farmacêutica do baclofeno tiver um efeito mais sistémico do que local, poderemos ter melhores resultados para os doentes com PC e espasticidade dos membros superiores

4) Uma vez que o ITB é um tratamento cirúrgico com riscos conhecidos, são necessários testes e formação completos antes de iniciar esta terapia.

5) O cumprimento das visitas de acompanhamento, da reabilitação e do exercício em casa é essencial para maximizar as hipóteses de sucesso do ITB.

CAPÍTULO 7

Referências:

- Lance J. O que é a espasticidade? The Lancet. 1990; 335:606.1

-Awaad Y, Rizk T, Siddiqui I, et al. Complicações da bomba intratecal de baclofeno: prevenção e cura. ISRN Neurol. 2012;2012:575168

3-Stevenson V, Playford D. Reabilitação neurológica e gestão da espasticidade. Medicine. 2012; 40:513-7.

4-Kheder A, Nair KP. Spasticity: pathophysiology, evaluation and management. Pract Neurol. 2012; 12:2.

5-Welmer AK, vcn Arbin M, WidenHolmqvist L, et al. Spasticity and its association with functioning and health-related quality of life 18 months after stroke. Cerebrovasc Dis. 2006; 21:247-53.

- Lapeyre E, Kuks JBM, Meijler WJ. Espasticidade: revisitar o papel e o valor individual de vários tratamentos farmacológicos.

NeuroRehabilitation. 2010; 27:193-200.

- Dietz V, Quintern J, Berger W. Estudos electrofisiológicos da marcha em 7 espasticidade e rigidez. Evidência de que as propriedades mecânicas alteradas do músculo contribuem para a hipertonia. Brain. 1981; 104:431-49.

- Satkunam LE. Medicina de reabilitação: 3. Tratamento da espasticidade do adulto. 2003; 169(11):1173-1179. CMAJ.

- Sampson FC, Hayward A, Evans G, et al. Nota de orientação para 9 compradores: 00/01. 2000. A eficácia do baclofeno intratecal no tratamento de doentes com espasticidade grave. Sheffield: Trent Institute for Health Services Research, Universidades de Leicester, Nottingham e Sheffield.

- Maynard FM, Karunas RS, Waring WP. Epidemiologia da espasticidade 10 após lesão traumática da medula espinhal. Arch Phys Med Rehabil. 1990; 71:566-569.

- Ade-Hall RA, Moore AP. A toxina botulínica tipo A no tratamento da espasticidade dos membros inferiores na paralisia cerebral. Cochrane Database Syst Rev. 2005 ;(Issue 1) (Art. No.: CD001408. DOI:

10.1002/14651858.CD001408).

- Lewis KS, Mueller WM. O baclofeno intratecal para espasticidade grave secundária a lesão da medula espinhal. Ann Pharmacother. 1993; 27:767-774.

13-Palisano, R., Rosenbaum, P., Walter, S., Russell, D., Wood, E., &Galuppi, B. (1997). Desenvolvimento e fiabilidade de um sistema de classificação da função motora grossa em crianças com paralisia cerebral. Developmental Medicine and Child Neurology, 39(4), 214-223 .

- Paternostro-Sluga T, Grim-Stieger M, Posch M, et al; **Fiabilidade** e validade da escala do Conselho de Investigação Médica (MRC) e uma escala J Rehabil Med. 2008 Aug 40(8):665-71.

- Bittencourt PC, Tournier MB. Bloqueio com fenol para tratamento da espasticidade **15**. ActaFisiatr. 2008; 15:189-91.

- Chou R, Peterson K, Helfand M. Eficácia comparativa e segurança de **16** relaxantes musculares esqueléticos para a espasticidade e condições músculo-esqueléticas: uma revisão sistemática. J Pain Symptom Manage. 2004; 28:140-75.

- Simon O, Yelnik AP. Gestão da espasticidade com medicamentos. Eur J **17** PhysRehabil Med. 2010; 46:401-10.

- Hulme A, MacLennan W, Ritchie R, et al. Baclofeno no doente idoso com AVC: efeitos secundários e farmacocinética. Eur J ClinPharmacol. 1985; 29:467-9.

- Verrotti A, Greco R, Spalice A, et al. Farmacoterapia da espasticidade em **19** crianças com paralisia cerebral. Pediatr Neurol. 2006; 34:1-6.

- Rabchevsky AG, Kitzman PH. Abordagens mais recentes para o tratamento da espasticidade e da disreflexia autonómica na lesão medular crónica. Neurotherapeutics. 2011; 8:274-82.

- Keenan E. Gestão da espasticidade, parte 2: escolher a medicação correta para cada indivíduo. Br J NeurosciNurs. 2009; 5:419-24.

- Tilton A, Vargus-Adams J, Delgado MR. Tratamento farmacológico da espasticidade em crianças. SeminPediatr Neurol. 2010; 17:261-7.

- Jankovic J, Brin M. Therapeutic uses of botulinum toxin. New Engl J **23** Med. 1991; 324:1186-94.

- Brashear A, Lambeth K. Espasticidade. Curr Treat Options Neurol. **24** 2009;11:153-61

- Fasano VA, Broggi G, Garolat-Romana G, et al. Tratamento cirúrgico da espasticidade na paralisia cerebral. Cérebro Infantil. 1978; 4:289-305.

- Penn RD, Kroin JS. Baclofeno intratecal contínuo para espasticidade grave. Lancet 1985; 2:125-7.

- Albright AL, et al. Intrathecal baclofen for spasticity in cerebral Palsy (Baclofeno intratecal para espasticidade em paralisia cerebral). **27** JAMA. 1991; 265(11):1418-1422.

-Gilmartin R, et al. Intrathecal baclofen for management of **spastic28** Cerebral palsy: multicenter trial. J Child Neurol. 2000; 15(2):71-77.

-Albright AL, Awaad Y, Muhonen M, et al. Desempenho e **29** complicações associadas à bomba de infusão sincronizada de 10 ml para a administração intratecal de baclofeno em crianças.JNeurosurg. 2004, 101(1Suppl):64-68.

30-Leland Albright, Dystonia in Children, Cap. 228, Youmann's Neurological Surgery, 2011.

- Meythaler, J. M., McCary, et al. (1997) Prospective assessment of **31** continuous intrathecal infusion of baclofen for spasticity caused by acquired brain injury: a preliminary report. J. Neurosurg. 87, 415-419.

- Parke, B., Penn, R. D., et al. (1989) Resultados funcionais após a administração de baclofeno intratecal. Arch. Phys. Med. Rehabil. 70, 30-32.

- Albright, A. L. (1995) Paralisia cerebral espástica. Abordagens ao tratamento **medicamentoso**. CNS Drugs 4, 17-27.

- Ammar A, Ughratdar I, Sivakumar G, et al. Terapia intratecal com baclofeno 34: Como o fazemos. J NeurosurgPediatr. 2012; 10:439-444.

-Lioresal Ficha técnica. LioresalIntratecal baclofen Injection. **35** Minneapolis: Medtronic, 1996.

36-Albright AL, Turner M, Pattisapu JV. Técnicas cirúrgicas de melhores práticas para a terapia com baclofeno intratecal. J Neurosurg. 2006; 104(suppl): 233-239.

37-Borowski A, Littleton AG, Borkhuu B, et al. Complicações da terapêutica com bomba de baclofeno intratecal em doentes pediátricos. J PediatrOrthop. 2010; 30(1):76-81.

38-Motta F, Antonello CE. Análise das complicações em 430 pacientes pediátricos consecutivos tratados com baclofeno intratecal: 14 anos de experiência. J NeurosurgPediatr. 2014; 13:301-306.

39-Coffey J. R., Cahill, D, et al (1993) Intrathecal baclofen for intractable spasticity of spinal origin: results of a long-term multicenter study. J. Neurosurg. 78, 226-232.

40-Muller-Schwefe, G. e Penn, R. D. (1989) Physostigmine in the treatment of intrathecal baclofen overdose. Relato de três casos. J. Neurosurg. 71, 273-275.

41- Coffey R J, EdgarT S, Francisco G E, et al: Abruptwithdrawal from intrathecal baclofen: Recognitionand management of a potentially lifesyndrome AI "ChPhy& Med llehabil83: 735-41, 2002.

42-A. Kassouha,The experience of the Geneva University Hospitals in the treatmentOf spasticity by intrathecal Baclofen for adultsAnnals of Physical and Rehabilitation Medicine Volume 58, Suplemento 1, setembro de 2015, Páginas e84.

43-Faraj M,.sabah A.Tratamento da Espasticidade com Implantação de Bomba de

Baclofeno, Journal of The Analgesics, 2014, 2, 31-36.

44-Nancy A.Murphy,Terapia com baclofeno intratecal em crianças com paralisia cerebral: Efficacy and complications,Archives of Physical Medicine and Rehabilitation Volume 83, Issue 12, December 2002, Pages 17211725 .

45-Sampson FC, Hayward A, Evans G,et al. A eficácia do baclofeno intratecal no tratamento de doentes com espasticidade grave. 2000. Sheffield: Trent Institute for Health Services Research, Universidades de Leicester, Nottingham e Sheffield. Nota de orientação para os compradores: 00/01.

46-Wang ZM, Law JH, King NK, et al. Tratamento de espasticidade grave e incapacitante com terapia contínua de baclofeno intratecal após lesão cerebral adquirida, Singapore Med J. 2016 Jan; 57 (1): 8-12.

47-Joe I. Ordia, M.D., Edward Fischer, M.D.Ellen Adamski, R.N,et al, Chronic intrathecal delivery of baclofen by a programmable pump for the treatment of severe spasticity,Journal of Neurosurgery, *September 1996* / Vol. 85 / No. 3 / Pages 452-457

48-Gerszten PC, Albright AL, Barry MJ. Effect on ambulation of continuous intrathe-cal baclofen infusion. PediatrNeurosurg. 1997; 27:4044.

49-Albright AL, Gilmartin R, Swift D. Long-term intrathecal baclofen therapy for severe spasticity of cerebral origin. J Neurosurgery. 2003; 98:291-295.

50-A. Leland Albright, Intrathecal baclofen infusion (IBI) is an effective treatment for spasticity secondary to cerebral palsy (CP).Journal of Neurosurgery ,February 2003 / Vol. 98 / No. 2 / Pages 291-295.

الخلاصة

الخلفية :

ان مضخة الباكلوفين داخل القراب تم استخدامها لأول مره عام 1985 لعلاج اصابة الحبل الشوكي . وهي تقنية بواسطتها جرع قليلة من الباكلوفين يتم ايصالها داخل القراب عن طريق قسطرة متصلة بمضخة مزروعة ومبرمجة .

الهدف:

ان هدف البحث هو لتحديد تأثير مضخة الباكلوفين داخل القراب لعلاج الشلل التشنجي وتقييم العوامل المتعددة التي ممكن ان تتداخل مع فعالية مضخة الباكلوفين ومن هم المرضى الذين يحصلون على اقصى مستوى من الفائدة.

الطريقة:

هذا البحث هو دراسه مستقبلية اجريت في مستشفى الكاظمية التعليمي العام ومستشفى ابن سينا للفترة من شباط 2016 لغاية شباط 2017 . وكانت تحتوي على مجموعتين من المرضى (الشلل الدماغي 12 مريض واصابة الحبل الشوكي 8 مريض) . وتم استخدام مقياس أشورث ,درجة قوة العضلات ونتيجة تصنيف اجمالي الحركة الوظيفية لتقييم النتائج .

النتائج:

تم جمع 20 مريض يعانون من الشلل التشنجي ,نسبة الذكور 75 بالمئة .ستون بالمئة من المرضى يعانون من الشلل الدماغي و40 بالمئة يعانون من اصابة الحبل الشوكي. خمسة وسبعون بالمئة من الشلل التشنجي يؤثر على الاطراف الاربعة و25 بالمئة يؤثر فقط على

الاطراف السفلى. نسبتا الى سبب الشلل التشنجي ومقدار التحسن الناتج عن مضخة الباكلوفين وجد ان المرضى المصابين في الحبل الشوكي نسبة التحسن في مقياس أشورث (2و3 درجات), أما المرضى المصابين بالشلل الدماغي كانت نسبة التحسن في مقياس أشورث (2,1و3 درجات) . أما درجة التحسن في مقياس أشورث بعد زرع المضخة وجد ان نسبة التحسن أفضل في الاطراف السفلى من الاطراف العليا .

الاستنتاجات والتوصيات:

وجد ان الشلل التشنجي الناتج عن اصابة الحبل الشوكي له استجابة افضل ويحتاج الى جرعة اقل من الشلل التشنجي الناتج عن الشلل الدماغي . كما وجد ان التحسن في الاطراف السفلى أفضل من الاطراف العليا .كما وجد ان الجرع العالية من الباكلوفين من الممكن ان تؤدي الى تدهور في درجة قوة العضلات , أما الجرعة القليلة من الممكن أن تؤدي الى تحسن الشلل التشنجي , درجة قوة العضلات وأجمالي الحركة الوظيفية . ان وضع القسطرة داخل القراب في مستوى عالي يزيد من احتمالية تقليل الشلل التشنجي في الاطراف العليا.

تأثير مضخة الباكلوفين داخل القراب في علاج الشلل التشنجي

هذه الاطروحة مقدمة الى المجلس العراقي للاختصاصات الطبيةكجزءمن متطلبات نيل درجة زمالة المجلس العراقي لفرع الجراحة العصبية

مقدم البحث

د.حيدر محمد سعيد عبد الأمير

اشراف

أ.د.ياسر محمد حسن حمندي

استشاري جراحة الجملة العصبية

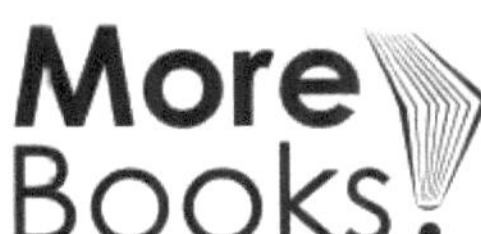

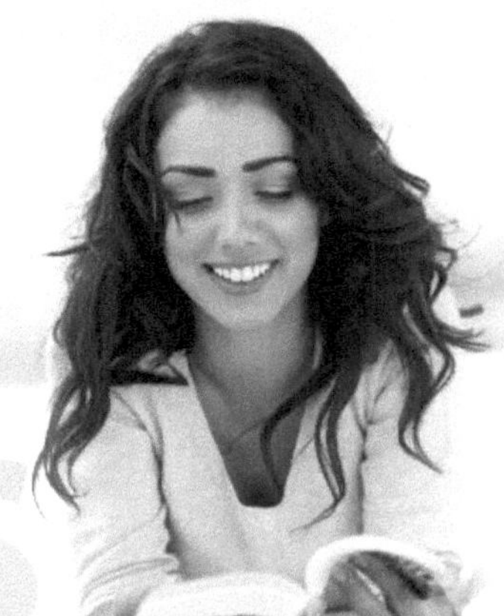

I want morebooks!

Buy your books fast and straightforward online - at one of world's fastest growing online book stores! Environmentally sound due to Print-on-Demand technologies.

Buy your books online at
www.morebooks.shop

Compre os seus livros mais rápido e diretamente na internet, em uma das livrarias on-line com o maior crescimento no mundo! Produção que protege o meio ambiente através das tecnologias de impressão sob demanda.

Compre os seus livros on-line em
www.morebooks.shop

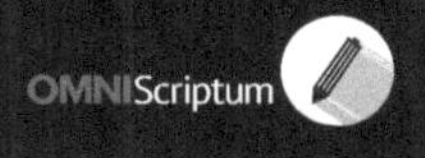

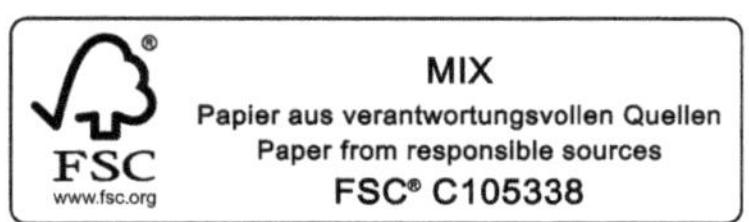

Printed by Books on Demand GmbH, Norderstedt / Germany